Qualm in den Lungen

Warum man nicht rauchen sollte
... oder der Beweis, dass Raucher dumm sind

Ausgabe 1 (2016)

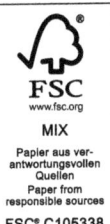

Bibliografische Information der Deutschen Nationalbibliothek:
Die Deutsche Nationalbibliothek verzeichnet diese Publikation in der Deutschen Nationalbibliografie; detaillierte bibliografische Daten sind im Internet über http://dnb.dnb.de abrufbar.

Impressum
ISBN: 978-3-7392-3300-0
© 2016 Jörg Schock / Sandra Kärcher (Autoren)
Herstellung und Verlag: BoD - Books on Demand , Norderstedt
Auflage: 1
Jahrgang: 2016
Kontakt zu den Autoren: info@moxy-hobby.de

Qualm in den Lungen

Warum man nicht rauchen sollte
… oder der Beweis, dass Raucher dumm sind

Gründe das Rauchen aufzugeben,
sich von Rauchern fernzuhalten
oder erst gar nicht mit dieser Unsitte zu beginnen

Ausgabe 1 (2016)

Inhalt

Inhalt	6
Einleitung	7
Finanzielle Gründe, nicht zu rauchen	9
Raucher stinken, sind dreckig und sind rücksichtslos	11
Raucher sind alle drogenabhängig	13
Der Staat sagt danke	15
Raucher sind Masochisten	17
An den Medizinischen Folgen kommen wir leider nicht vorbei	19
Raucher verschmutzen die Umwelt	25
Raucher sind schlechte Liebhaber	26
Raucher vergiften ihre Mitmenschen	28
Ausreden eines Rauchers	30
Wege, das Rauchen aufzuhören	32

Feedback können Sie gerne senden per
E-Mail an **info@moxy-hobby.de**.
Vielen Dank

Hinweis: Wir sind dankbar für alle Einsendungen von Feedback

Liebe Leser,

seit frühester Kindheit habe ich mich darüber beklagt, dass viele Personen aus meiner Familie rauchen. Ihr könnt euch gar nicht vorstellen, was ich alles unternommen habe, um dem Gestank meiner rauchenden Eltern und anderer Familienangehörigen aus dem Weg zu gehen.

Sie werden jetzt sagen: „Typisch Kind!" Es kann sein, dass ich auf dem Gebiet einfach etwas Kindliches in mir erhalten habe, weil ich in meinem ganzen Leben mit dem Rauchen nicht begonnen habe. Wenn ich so an die Folgen des Rauchens denke, die ihr in diesem Buch erfahren werdet, kann ich froh sein, dass ich mit dieser Unsitte nie angefangen hab.

Vielleicht wurde es mir auch nur abgewöhnt, bevor ich der Sucht verfallen war. Im Alter von 6-7 Jahren rum fuhr ich im Auto mit meinen Eltern in den Urlaub. Ein Familienmitglied saß neben mir auf dem Rücksitz und qualmte. In dem Alter ist man neugierig und will viel ausprobieren. So war es auch bei mir. Ich wollte unbedingt rauchen... Hätte ich lieber verzichtet und kein Theater gemacht. Mir ist heute noch schlecht davon, wenn ich nur darüber nachdenke. Dieses Familienmitglied zeigte mir, wie man raucht. Ich sollte seine Zigarette in den Mund nehmen, fest mit den Lippen verschließen und tief durch den Mund einatmen (ziehen).

Ihr könnt mir glauben, in meinen fast 40 Jahren meines Lebens habe ich viele und auch schwere Krankheiten und Infektionen gehabt. Aber ich habe mich noch nie so schlecht und so übel gefühlt wie nach diesem Zug. Kaum eine Übelkeit in meinem Leben hielt so lange an, wie nach dem Rauchversuch.

Ohne Werbung zu machen will ich andeuten, dass der Tabak ein sehr schwarzes und starkes Kraut war und die Zigarette war selbst gedreht.

Danke an dieses Familienmitglied, dass Du mir weiteren Einblick in diese Unsitte gegeben hast, sonst hätte dieses Buch wahrscheinlich nie existiert.

Ich will euch in diesem Buch nicht, wie die meisten Anti-Rauch-Bücher, mit irgendwelchen Bildern zeigen, was passieren kann. Diese Bilder kennen alle Raucher zu Genüge. Ich erzähle euch meine Beobachtungen und Gedankenwege, die das Rauchen als unmöglich erklären und den Raucher sogar zu einem Dummen Menschen herabstufen.

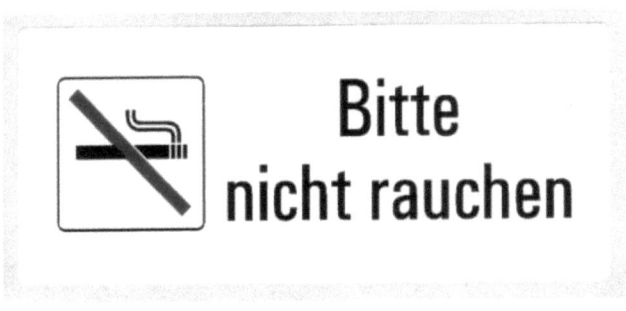

Finanzielle Gründe

Mal ganz ehrlich, was hat man davon, sich Zigaretten zu kaufen und diese zu rauchen?

Die statistischen Zahlen beziehen sich stets auf nur eine Person! Bei 2 Personen im Haushalt verdoppelt sich der Betrag!

Befriedigt es die Sucht, sich etwas zu kaufen?
Es wird oft von Kaufsucht geredet. Der unaufhörliche Drang, Geld auszugeben, nur um etwas kaufen zu können. Raucher geben viel Geld aus, um zu rauchen. Es müssen die Zigaretten und Mittel, die Zigaretten anzustecken gekauft werden. Je nachdem was und wie jemand raucht, sind Stopfwerkzeuge, Pfeifen, Reiniger, Blättchen, Drehmaschinen, Aschenbecher und vieles mehr erforderlich. Nach der Preisbindung für Tabakwaren liegt der Preis jeder Schachtel mit 20 Zigaretten zwischen 3,64 – 7,50 €. Um die Idiotie des Rauchens aufzuzeigen, reicht es, wenn man den günstigsten Schachtelpreis zu Grunde Legt. Die wenigsten Raucher sind unter 10 Zigaretten am Tag (ca. 3% aller Raucher). Somit werden mindestens 15 Schachteln im Monat benötigt. Wer also wenig raucht, gibt mindestens 54,60 € im Monat nur für das Rauchen aus. Das sind 655,20 € im Jahr.
- ➢ Wenn man wenig raucht!!!!

Manche jammern, nicht genug zu essen zu haben. Verdienst, Rente oder Sozialgelder reichen nicht aus!
Bei einem Durchschnitt von 30-35% der rauchenden Einwohner in Deutschland hätte man mindestens 54,60 € im Monat mehr zur Verfügung. In einem Haushalt mit 2-3 Personen bedeutet das Nichtrauchen, eine Woche Lebensmittel!!! Je nach Marke und Rauchmenge mehr.

Manche jammern, dass sie nie in den Urlaub fahren können!
Mit 655,20 € kann man im Jahr einen schönen Urlaub für 2 Personen bezahlen. Man müsste nur das Rauchen aufgeben und die Ersparnis zur Seite legen! An dieser Stelle will ich nochmal daran erinnern, dass die angegebenen Beträge Mindesteinsparungen im Jahr sind. Vielraucher mit teuren Marken können über 1.300 € für einen Urlaub zurücklegen, wenn sie aufhören zu rauchen! (pro Person!!!)

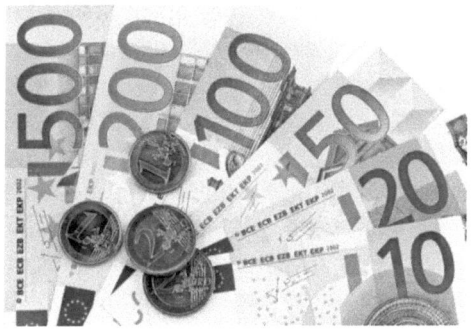

Die Darstellung zeigt, dass Raucher verschwenderisch sind, Geld ausgeben, welches an anderer Stelle eher gebraucht wird und die meisten beklagen sich über Gegebenheiten, die sie ganz leicht abstellen könnten, um ihre Lebensqualität zu verbessern.

Das nenne ich: „JAMMERN AUF HOHEM NIVEAU!"

Raucher haben <u>nicht</u> das Recht, über finanzielle Probleme zu jammern. Sie könnten diese einfach abstellen, indem mit dem Rauchen aufgehört wird!

Nichtraucher hingegen haben das Recht, sich nicht nur über finanzielle Einschränkungen zu beklagen sondern auch über den Raucher an sich!

Raucher stinken, sind dreckig und sind Rücksichtslos

Bei mir im Hause ist strengstes Rauchverbot. Wenn ich Gäste habe, müssen diese das Haus verlassen, wenn diese unbedingt rauchen müssen.

Stellt euch mal vor, ein Bauer, der einen Schweinestall ausgemistet hat, setzt sich in einem Bus, Zug oder Straßenbahn neben euch, oder er steht, wenn ihr eure Zigaretten kauft, neben oder vor euch an der Kasse. Meint ihr, er riecht nach Rosenwasser? NEIN… So geht es mir ständig, dass Raucher mir so nahe kommen, dass ich mich am liebsten übergeben will. Raucher, mögen sie auch noch so parfümiert sein, stinken schlimmer als der besagte Schweinebauer. Von rauchenden Gästen würde ich am liebsten verlangen, dass diese sich nach dem Rauchen jeder Zigarette umziehen und ihre Zähne putzen. Im Sinne der Gastfreundschaft verzichte ich natürlich auf solche Maßnahmen. Leider sind Raucher extrem Rücksichtslos.

Die Rücksichtslosigkeit ist jedoch nicht nur an den besagten Stellen, sondern überall in der Gesellschaft. Stellen Sie sich den Schweinebauern nochmal neben sich im Wartezimmer einer Arztpraxis vor.

Was bringen Raucherzonen an Bahnhöfen und in Gaststätten, wenn man sie auf dem Weg zum Nichtraucherbereich und auf dem Weg draußen durchqueren muss? Wird vor der Türe einer Gaststätte geraucht, muss man ebenfalls durch den Gestank! Der Weg zur Toilette mal ganz abgesehen.

Was haben Zigarettenkippen auf Bahnsteigen, Bürgersteigen und vor Eingängen von Gaststätten zu suchen. Das sieht nicht schön aus und zeigt, dass Raucher dreckig sind im Rahmen ihrer Rücksichtslosigkeit.

Manche Nichtraucher machen in Wohnungen und in Autos, zum Erhalt sozialer Kontakte, eine Ausnahme und lassen das Rauchen zu. Wisst ihr eigentlich, wie lange es braucht, bis der Gestank des Rauchens aus Gardinen und Autopolstern verzogen ist. Meist reicht da das Lüften nicht aus.

Wisst ihr eigentlich, wie unangenehm es ist, den Dreck eines Rauchers entsorgen zu müssen? Raucher sind den Gestank, den sie selber verbreiten gewohnt. Das Leeren eines Aschenbechers ist eine Zumutung für jemanden, der den Dreck nicht macht. Kippen haben auf dem Boden nichts zu suchen!

Wie auch der Mensch, der täglich eine Knolle Knoblauch isst und sich nicht riecht, bzw. der von Gleichgesinnten nicht gerochen wird, ist es auch bei Rauchern. Man riecht nicht den eigenen Gestank und nimmt den Gestank von anderen Rauchern nicht war.

> ➢ Rücksichtslosigkeit durch Wahrnehmungsstörungen

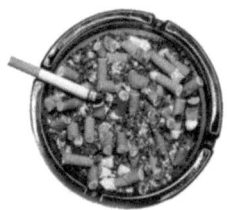

Die Darstellung zeigt, dass den meisten Rauchern egal ist, was andere denken können, solange sie nur weiter rauchen können. Endlose Rücksichtslosigkeit ist an der Tagesordnung und die Nichtraucherschutzgesetze greifen nicht!

Raucher sind alle Drogenabhängig

Habt ihr euch mal gefragt, warum es so viele Raucher gibt, die versuchen das Rauchen aufzugeben und immer wieder anfangen. 95% aller Raucher, die versuchen, nicht mehr zu rauchen, schaffen es gerade mal eine kurze Zeit und hängen dann wieder am Stängel.

Was sind denn Drogen? Drogen sind alle Substanzen, die auf den Körper einwirken und die abhängig machen bzw. abhängig machen können. So gesehen, sind alle, die Medikamente nehmen müssen, um besser leben zu können oder um gesundheitliche Einschränkungen zu kompensieren einer Droge verfallen. Da bleibt die Frage der Notwendigkeit. Verschreibt mir ein Arzt eine Droge, auch Medikament genannt, ist es notwendig um gesund zu bleiben.

Deshalb unterscheide ich in dem Zuge zwischen Medikamentennotwenigkeit und Drogenabhängigkeit. Nicht notwenige Medikamente zählen wieder in die Drogenabhängigkeit.

Die Droge beim Rauchen nennt sich Nikotin. Wie wichtig ist Nikotin für einen gesunden Organismus? Diese Substanz ist eher schädlich als nützlich. Es gibt keine Leiden, die durch Nikotin reguliert werden.

Nikotin macht hochgradig körperlich abhängig, erfüllt aber keinen tatsächlichen Nutzen. So bleibt die Frage, worin liegt der Sinn im Rauchen, wenn nicht eine Sucht, wenn man einmal angefixt wurde, man einmal angefangen hat.

Starke Persönlichkeiten schaffen es, sich durch nichts und niemanden unter kriegen zu lassen. Aber die Zigarette in ihrer Länge von 6,7 cm und einen Durchmesser von unter einem cm macht genau diese Person zum Sklaven seiner Abhängigkeit. Ein rauchender Soldat entwaffnet und verhaftet mit seinen 1,80 m Körpergröße und 75 kg Körpergewicht einen 2-Meter-Gegner mit einem Gewicht von 150 kg und lässt sich durch den Glimmstängel sein Leben diktieren.

Komisch ist auf dem Gebiet, dass andere Drogen verboten sind und genau dieses gefährliche Zeug erlaubt ist. Ich will den Gebrauch von Haschisch und Co. nicht verharmlosen. Aber viele dieser „illegalen Drogen" machen weniger abhängig.

Leute, es geht um Steuern. Wer euch hier anfixt ist der Staat, um Steuereinnahmen zu sichern! Und der Staat sorgt dafür, dass ihr immer genug Stoff habt und lässt entsprechende Drogendealer zu. Kaufhäuser, Tabakläden, Kioske. Diese Droge wird sogar am Automaten angeboten. Andere Drogen haben für den Staat keinen Nutzen, weil sie zu wenig abhängig machen und kein fester Käuferstamm aufgebaut werden kann.

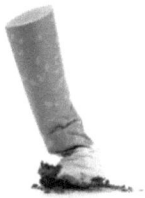

Die Darstellung zeigt, dass Drogen angeboten werden auf staatliches Zutun, und somit Raucher süchtig gemacht werden, um staatliche Einnahmen zu sichern. Der Raucher ist unmündig weil er sich nicht klar ist, dass er Drogen konsumiert. Dieses ist bei anderen Drogen ja auch illegal.

> ➢ Drogenmissbrauch als Volkskrankheit

Der Staat sagt danke

Es gibt Raucher, die einen Nichtraucher als legalen Steuerhinterzieher bezeichnen, weil der Anteil der Steuern auf Tabakwaren erheblich ist. Mehr als 50% ist allein die Tabaksteuer. Dazu kommt noch die Mehrwertsteuer.

Ist das der Grund, dass Nikotin eine legale Droge ist?

Aber wir müssen hier natürlich Verständnis zeigen! Diäten für Politiker, Pensionen, Spesen und Flugkosten für Abgeordnete, Anwesenheitsprämien usw.

Reden wir mal Klartext. Die übermäßige Flut an Flüchtlingen gibt nicht nur unter den Politikern Meinungsverschiedenheiten und Stress, sondern auch in der Bevölkerung. Einige Bürger meinen sogar, Anschläge verrichten zu müssen. Hört auf damit, damit erreicht ihr nichts, außer dass man euch strafrechtlich sucht, verurteilt und bestraft. Gefallen tut die Situation niemanden. Mit Gewalt erreicht ihr nichts. Wenn ihr etwas daran ändern wollt, hört auf zu rauchen und stellt dem Staat keine Gelder dafür zur Verfügung.

Der Staat veruntreut Milliarden an Steuergeldern, indem diese in andere Länder oder in Rettungsfonds verschoben werden. Steuergelder werden eingesetzt, um Unternehmen und Länder zu retten, die dem Untergang geweiht sind. Gelder, die der Staat nicht hat. Die Bundesrepublik Deutschland ist mehr als 2 Billionen €uro verschuldet und der Betrag wächst um mehr als 1.500 € je Sekunde. Dennoch wird immer weitergemacht auf Kosten des steuerpflichtigen Bürgers. Dabei wird übersehen, dass es auch in Deutschland Familien gibt, die nicht genug zu essen auf dem Tisch haben.

Bei einer Steuereinnahme von 376 Milliarden €uro nur durch Raucher und deren Suchtmittel hat der Staat Grund bei den Rauchern dankbar zu sein.

Wie dankbar ist der Staat bei euch? Bekommt ihr einen Teil zurück? Natürlich nicht...!

Wer die Veruntreuung und Verschwendung von Steuergeldern nicht unterstützen will, hört auf zu rauchen. Ihr Raucher finanziert das Chaos also beschwert euch nicht!

Es kann doch im Endeffekt nur mit Dummheit zu tun haben, dass man etwas kauft, was keinen Nutzen bringt, es viel Geld kostet, man unter Umständen dadurch nichts oder nur wenig zu Essen auf dem Tisch hat, diese Substanz süchtig macht, man das gekaufte nur einmal verwenden kann, weil es verbrannt wird und man eine Politik unterstützt, über die sich alle beklagen und die man im Grunde nicht will.

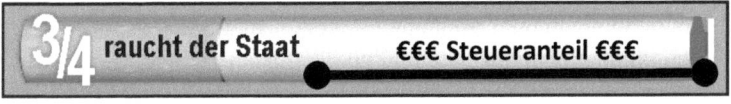

Die Darstellung zeigt, dass der Staat an den Rauchern mehr als nur ein Wenig profitiert. Raucher sind dumm genug, eine Politik zu finanzieren, die im Grunde niemand will. Einen Großteil der Schuld des politischen Chaos ist auf die Raucher und deren Finanzierung des Selben zurückzuführen. Neben dem Schaden, den Raucher am Volk provozieren, schädigt sich der Raucher dazu noch selber, sowohl finanziell als auch gesundheitlich.

> ➢ Leider hilft das Rauchen nicht gegen Dummheit!

Raucher sind Masochisten

Ob es dem Raucher nicht selber auffällt, oder ob er das Leiden genießt, kann ich nicht mit Gewissheit sagen. Der Raucher scheint Vergnügen zu verspüren, wenn er „sprichwörtlich" seine eigene Lunge auskotzt. Eines kommt zum Anderen. Fangen wir aber mal bei den Lungen an.

Durch den Teer in den Zigaretten werden die Haare in den Bronchiolen verklebt. Tatsächlich geteert! Durch dieses Verkleben können Fremdkörper durch Husten nicht mehr ausgestoßen werden. Der sogenannte Raucherhusten ist das Wissen des Körpers, dass ein Fremdkörper da ist, jedoch die Tatsache, dass dieser nicht oder nur schwerlich raus kommt. Zu viele Fremdkörper, die nicht ausgestoßen werden können, führen zur chronischen Bronchitis. Der Husten wird teilweise richtig schmerzhaft. Aber Masochisten stehen ja auf Schmerz.

Durch die Bronchitis und das ständige Husten kommt es zu einer Sauerstoffunterversorgung im Hirn. Eine solche Unterversorgung führt unter Anderem zu Übelkeit, Erschöpfungsempfinden, Schwindelgefühl, Orientierungslosigkeit und Einschränkung des Gleichgewichts. Aus Folge dessen ist ein Hinfallen, teilweise mit schweren Verletzungen, das Ergebnis. Ein Genuss für den masochistischen Raucher.

Nikotin aktiviert die Magensäure. Ich muss sagen, dass ich es unangenehm finde, wenn ich Sodbrennen habe. Jeder hat hin und wieder mal Sodbrennen. Raucher haben es verhältnismäßig 10 Mal häufiger als Nichtraucher. Dadurch, dass die Magensäure aktiviert wird, ist der Säuregehalt in der Magensäure, der Grad wie ätzend die Säure ist, auch noch höher als der bei gesunden Menschen. Ich kann bei Rauchern unter diesem Gesichtspunkt nicht mehr von gesund reden.

Magensäure ist normalerweise vergleichbar mit einer 0,5% Salzsäure. In Verbindung mit Nikotin verstärkt sich der Grad im Vergleich zu einer 2,5 - 3% Salzsäure. Der Säuregrad ist vergleichbar mit einem WC-Reiniger.

Dieser Säuregrad ist nicht nur unangenehm sondern schmerzt auch ungemein. So ist der Verdacht zum Hang zum Masochismus nicht unbegründet. Raucher scheinen den Schmerz zu genießen.

Kopfschmerzen und Migräne ist bei Rauchern 5x häufiger und um vieles Intensiver als bei Nichtrauchern. Da kommen die masochistischen Raucher auf ihre Kosten. Aus dieser Konsequenz werden meist dann Schmerzmittel genommen. Weitere Drogen!

Schmerzmittel sind aus einer Sicht nur als Medikament anzusehen, wenn Schmerzen bekämpft werden, die der Nutzer nicht selber verursacht hat. Deshalb sind Schmerzmittel bei Rauchern zumindest zu 75% als Droge anzusehen.

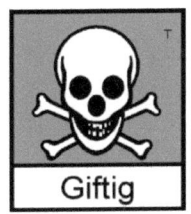

Die Darstellung zeigt, dass der Raucher negative Symptome verspürt, diese jedoch niemals dem Rauchen zuspricht, obwohl es offensichtlich ist. Um das Rauchen zu rechtfertigen, sucht der Raucher meist andere Gründe. Er leugnet die gesundheitlichen Folgen nur um seiner Sucht nachzugehen und verstümmelt sich selber.

An den Medizinischen Folgen kommen wir leider nicht vorbei

Als ich mit diesem Buch begonnen habe, wollte ich die allbekannten Angaben der gesundheitlichen Risiken nur am Rande erwähnen, weil sie von keinem Raucher ernst genommen werden und man mit Bildern der medizinischen Auswirkungen überschwemmt wird. Die Realität ist jedoch, wenn ich das Thema auslassen würde, wäre dieses Buch unvollständig.

Die medizinischen Folgen haben mit dem Kapitel über den masochistischen Raucher bereits begonnen. Wenn ein Raucher sich selber Schmerzen zufügen will, ist es seine Sache. Er könnte ja genauso die glühenden Zigaretten auf seinem Arm ausdrücken. Aber die angegebenen Symptome haben auch Folgeerscheinungen, die nicht unter den Tisch fallen sollten.

Was passiert beim Rauchen?
Jedem ist bekannt, dass der Mensch atmen muss, um überleben zu können. In unserer Luft die wir einatmen befindet sich 11% Sauerstoff. Der Körper hält mit jedem Atemzug 4% ein für die Versorgung des Körpers und scheidet beim Ausatmen die restlichen 7% wieder aus. Das ist exakt die Menge, die der Körper benötigt, um fehlerfrei zu funktionieren. Deshalb atmen wir schneller, wenn wir erschöpft sind, weil der Körper mehr Sauerstoff benötigt. Eine Zigarette, die angesteckt wird, glüht. Bei einem Glüh- oder Brandeffekt wird Kohlenmonoxyd gebildet, was der Raucher mit jedem Zug einatmet. Kohlenmonoxyd verbraucht den Sauerstoff in den Lungen, wodurch der Körper anfängt, schneller zu atmen. Beim Ausatmen ist jetzt auch Kohlenmonoxyd in der Qualmwolke, die den Raucher umgibt. Eine ständige Sauerstoffunterversorgung ist die Folge. Die Folgen einer Rauchvergiftung können wir wegen der Menge des Qualms mal unberücksichtigt lassen!

Herz in Mitleidenschaft

Das Rauchen verstopft und verengt die Arterien, wodurch das Herz gezwungen wird, den Druck zu erhöhen, um die Sauerstoffzufuhr zum Gehirn sicherzustellen. Unser Körper verfügt über eine Vielzahl von Lebenserhaltungsmechanismen. Das heißt, selbst wenn „nur" eine Arterie zu Armen oder Beinen nicht voll durchlässig ist, reagiert das Herz mit einer Erhöhung des Drucks.

Jetzt kann man ja sagen, sehr viele Menschen leiden unter hohem Blutdruck und dieser kann medikamentös reguliert werden. Nur führt diese Regulierung zu einer Unterversorgung in den betroffenen Körpersegmenten.

Sind es Arme und Beine, kann mit Abtrennung der betroffenen Extremität (Amputationen) ausgeholfen werden. Bilder vom sogenannten Raucherbein sind mehr als bekannt. Ist im Grunde nur das Ergebnis einer Durchblutungsstörung und Unterversorgung der Extremitäten mit Sauerstoff.

Wird jedoch das Gehirn unterversorgt so kommt es zum Absterben von Gehirnzellen. Das Risiko zum Schlaganfall erhöht sich. Wenn wichtige Gehirnzellen absterben kann es zu Gedächtnisverlust, Geisteskrankheit, Verlust des logischen Denkvermögens, Verlust der Sprache und des Augenlichts führen.

> ➢ „Verlust des logischen Denkvermögens", so begründet sich die Tatsache, dass manche Menschen überhaupt rauchen!

Da das Herz mit der ständigen Überproduktion auf Dauer überfordert ist, steigt natürlich auch das Herzinfarkt-Risiko.

Für den masochistischen Raucher wird das Erlebnis eines Schlaganfalls oder Herzinfarktes wahrscheinlich Glückshormone freisetzen. Er durfte nie zuvor mehr Schmerz erfahren haben und leiden!

Die Speiseröhre und der Magen in Mitleidenschaft
Was sind die Folgen von Sodbrennen? Erstrecht, wenn die Intensivität der Magensäure verstärkt ist?

Wenn die Magenwand verätzt führt dieses zur Gastritis, Unwohlsein und Schmerzen in der Magengegend. Man fühlt sich, als hätte man was Falsches gegessen. Hat man ja im Endeffekt auch. Zigarettenqualm!

Beim Sodbrennen wird die Innenwand der Speiseröhre verätzt. Dieser Schmerz ist jedoch so stark, dass es zum Ausbruch des Touret-Syndrom führen kann. Bei diesem Syndrom fängt man an, sich unkontrolliert zu bewegen (Zuckungen) und mit jedem Zucken Laute und Worte von sich zu geben. Wenn man einen Raucher auch nicht vollständig geistig gesund bezeichnen kann, so macht es selbst bei hoch intelligenten Rauchern das Erscheinungsbild eines Geistesgestörten. Es sieht aber nur so aus wegen der fehlenden motorischen Kontrolle. Wenn man den Auslöser nicht beseitigt, ist kaum Chance auf Heilung. Soziale Ausgrenzung und Isolation ist die Folge, wenn es dazu kommt.

Mit einer Tasse Kaffee erst mal wach werden
Die meisten trinken am Morgen ihre Tasse Kaffee, um erst mal wach zu werden. Kaffee allein ist auch OK. Der Kaffee in Verbindung mit der morgendlichen Zigarette ist ein tödlicher Mix. Wenn man Raucht hat man natürlich auch das Nikotin im Mund. Wird Nikotin mit Koffein vermischt und dann auch noch in den Magen transportiert, muss der Körper dieses abbauen. Hier handelt es sich jedoch um 2 Gifte, die miteinander reagieren und auch durch die Zersetzung der Magensäure nicht voneinander getrennt werden können. Diese Stoffe in Kombinati-

on erhöhen das Risiko von Darm-, Blasen-, Nieren-, und Leberkrebs. Wenn man Glück hat, bekommt man den Krebs mittels Chemotherapie besiegt. Danach sieht man richtig gut aus, so ohne Haare und man ist total Fit… Quatsch, nach einer jeden Chemotherapie ist man total erschöpft.

Ist es beim Darmkrebs zu spät für die Chemotherapie muss ein Stück Darm entfernt werden und künstlich ersetzt werden. Die führt im schlimmsten Fall zur Inkontinenz. Mit anderen Worten, man merkt nicht mehr, wann man sich über den Darm entleeren muss und es geht in die Hose, oder eher in die Windel.

Blase und Niere müssten beim Befall entfernt werden. Bei der Blase würde die Niere unterversorgt und es führt zur Niereninsuffizienz oder Schrumpfniere. Bei der Niere muss diese entfernt werden. Betet, dass nicht beide befallen sind! Ohne Nieren geht es an die Blutwäsche (Dialyse). Eine Dialyse ist vom Stressfaktor vergleichbar mit der Chemotherapie, Ohne Nieren heißt es mindestens 3x in der Woche für mindestens 4,5 Stunden zur Dialyse, um nicht innerlich zu vergiften.

Der masochistische Raucher wird es genießen, im Sommer, bei 40 Grad im Schatten, nur 500 ml am Tag trinken zu dürfen. Mehr führt zum ertrinken, da man ohne Nieren nicht pinkeln kann! Man sieht, dass alle anderen genüsslich was trinken und die Sonne genießen und muss selber zusehen! Ersatzorgane lassen Jahre auf sich warten. Abkühlen im Wasser ist nicht möglich, ohne weiteren Schaden zu riskieren.

Übrigends… Nikotin ist die einzige Droge, die durch Dialyse nicht raus gewaschen werden kann!!!

Hinweis: Wenn Bluthochdruck nicht oder nicht schnell genug eingestellt wird, belastet es auch die Nieren und es führt zur Niereninsuffizienz.

Die Leber wächst nach, wenn der befallene Teil rausgeschnitten wurde. Hofft, dass sie nicht ganz raus muss.

Nicht behandelter Krebsbefall führt zum Tode, egal wo im Körper!

<u>Der Krebs in der Lunge</u>
Es ist schon komisch. Unser Körper hat Lebenserhaltungsmechanismen, die uns schädigen. Der schmerzhafte Raucherhusten wurde bereits im letzten Kapitel behandelt. Fremdkörper können, weil die Bronchialhärchen verklebt sind, durch Husten nicht mehr ausgeschieden werden. Diese Fremdkörper entzünden sich und der Körper versucht eine Armee von Abwehrmechanismen zu schaffen. Inklusive das Schaffen von neuen Zellen, die die Fremdkörper mittels Zellteilung austreiben sollen. Dafür wachsen Zellen teilweise unkontrolliert und es kommt zu Tumoren. Der Krebs ist geboren.

Der Krebs kann nach gewisser Zeit alle diese Fremdkörper tilgen, beschädigt aber alles, was ihm im Weg steht. So wird aus gutartig, bösartig!

Traurig aber Wahr. Raucher riskieren nur für diesen Moment des Qualmens die Beschädigung Ihres Körpers. Man kann davon ausgehen, dass es Masochismus ist.

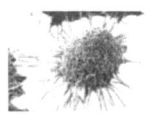

Die Darstellung zeigt, dass Raucher die Hinweise auf gesundheitliche Gefahren einfach ignorieren. Wie leichtsinnig, mit dem eigenen Körper umgegangen wird.

Die Rücksichtslosigkeit von Rauchern wurde bereits erwähnt. Was den einzelnen angeht. Was ist mit der Umwelt...?

Raucher verschmutzen die Umwelt

Abgesehen von den Folgen, die der Raucher sich selber antut, schädigt er die Umwelt. An den Folgen der Umweltverschmutzung haben wir alle zu leiden.

Durch die Rücksichtslosigkeit der Raucher, die Kippen einfach auf den Bürgersteig zu werfen, wird unser Grundwasser verschmutzt. Durch die über 4000 Giftstoffe, die sich in den Zigaretten befinden, werden je Kippe, die auf dem Boden landet, 60 Liter Grundwasser verunreinigt. Bei einem durchschnittlichen Konsum von 80 Milliarden Zigaretten im Jahr, ergibt es eine Verunreinigung von 2,5 Billionen Liter Wasser im Jahr, wenn es nur die Hälfte aller Raucher wäre, die die Kippen einfach auf den Boden werfen. Leidet machen es 8 von 10 Rauchern! Somit sind wir schon mindestens bei 4 Billionen Liter verschmutztem Grundwasser.

Erschwerend kommt dazu, dass Nikotin auch bei den fortschrittlichsten Wasserreinigungsprozessen nicht ausgefiltert werden kann.

Den Dreck haben wir alle in unserer Nahrung. Vielen Dank auch! Ihr macht und alle krank!

Da hat auch die Rentenversicherung Grund sich zu bedanken. Durch das Vergiften von euch selber und eurer Mitmenschen entlastet ihr die Rentenkassen. Die Lebenserwartung jedes Menschen wäre höher. Zudem gäbe es erheblich weniger Krankheiten, sodass wir alle auch gesund alt werden könnten, wenn ihr nicht rauchen würdet.

Raucher sind schlechte Liebhaber und Familiengründer

In einer jeden Partnerschaft ist es natürlich auch wichtig, dass sich die Partner gegenseitig zufrieden stellen.

Der „Kuss" ist das erste und häufigste Zeichen der Zuneigung, den Paare sich zeigen. Es mag sein, dass Raucher sich gegenseitig nicht riechen, aber wenn man einen Raucher küsst, hat man das Gefühlt, einen Aschenbecher auszulecken. Lecker... Um einen Partner nicht zu kränken sagt man meistens nichts. Auch Raucher können mir nicht sagen, dass es gut schmeckt, einen Raucher zu küssen.

Küsse müssen schmecken, sonst zeigen Sie Abneigung und nicht Zuneigung! Vom Gestank des Atems und der Kleidung mal ganz abgesehen.

Das Selbe gilt auch bei sexuellen Kontakten. Spermien und Sekrete nehmen teilweise den Geschmack von Dingen an, die wir zu uns nehmen. Die Zigarette verändert, oder besser verschlechtert den Geschmack von Spermien und Sekreten, was schwerpunktmäßig bei oralen sexuellen Praktiken auffällt. Paare, mit zumindest einem Raucher erleben orales Vergnügen meist als unangenehm. Somit wird oft darauf verzichtet. Raucher nehmen einem möglicherweise nichtrauchenden Partner somit oft das Vergnügen von angenehmen Oralpraktiken.

Durch die bereits erwähnten Durchblutungsstörungen, die das Rauchen verursacht, ist die Tendenz der Einnahme von potenzsteigernden Mitteln zunehmend. Mehr als die Hälfte der männlichen Raucher haben Erektionsstörungen. So ist fast ausgeschlossen, dass Ohne die Einnahme weiterer Drogen

(Potenzmittel), dass diese Männer es schaffen, ihre Partnerin beim Geschlechtsakt zum Höhepunkt zu bringen.

Nicht zu vernachlässigen ist, dass auch die Erfüllung des Wunsches auf ein Kind, durch Rauchen, beeinträchtigt ist.

Spermien werden durch das Rauchen genau wie Hirnzellen abgetötet. Somit sinkt aus männlicher Seite die Zeugungsfähigkeit. Eizellen der Frauen verkümmern durch das Rauchen. Im schlimmsten Fall sterben sogar Eierstöcke ab. Spätestens dann ist der Kinderwunsch Vergangenheit.

Jetzt wollen wir aber mal nicht alles schwarz reden. Juchuu..., die Frau wird schwanger. Das erhoffte und gewünschte Kind ist unterwegs. Wie es bei einer Sucht nun mal so ist, es ist schwer aufzuhören. Jede fünfte Frau raucht auch in der Schwangerschaft weiter.

Der Körper eines Rauchers ist total vergiftet. Bei Rauchern ist die vorzeitige Abstoßung und somit Todgeburt des Embryos 50% häufiger als bei Nichtrauchern. 22% der geborenen Kinder eines Rauchers, wenn die Mutter während der Schwangerschaft weiter geraucht hat, haben Geburtsfehler. Deformierungen und Missbildungen, Herzfehler, Organleiden. 8% aller geborenen Kinder von Raucherinnen haben Folgeerkrankungen, welche über Jahrzehnte, wenn nicht ein Leben lang, das Kind beeinflussen. Hyperaktivität, Lernstörungen, Motorische Einschränkungen des Körpers.

Ist das Mutterliebe???

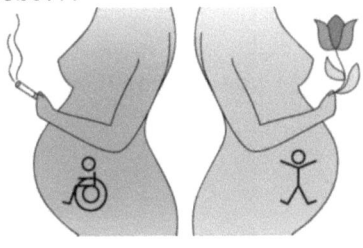

Raucher vergiften ihre Mitmenschen

Ob sich ein Raucher nun selber Schaden zufügen will, ist im Grunde jedem Raucher selber überlassen. Der Schaden, den der Raucher jedoch seinen Mitmenschen zufügt, sollte meiner Meinung nach strafrechtlich verfolgt werden.

Es gibt Raucher, die selber keine der vorgenannten Symptome und Erkrankungen verspüren. Dieses Phänomen kommt bei ca. 3,5% aller Raucher vor. Jedoch auch diese Raucher schädigen die Umwelt und viel mehr auch die Menschen in ihrer unmittelbaren Umgebung.

In meiner Verwandtschaft sind zahlreiche Raucher mit den zuvor erwähnten Krebsleiden. Einige kämpfen mit Chemotherapie, andere sind bereits verstorben. Bei den erwähnten Personen handelte es sich meist um Personen, welche sich über langen Zeitraum viel unter anderen Rauchern, zum Beispiel in Gaststätten, aufgehalten haben. Es wurde also nicht nur der eigene Dreck eingeatmet, sondern auch der Dreck anderer Raucher. Bei jedem Menschen werden beim Ausatmen auch Giftstoffe und Dreckstoffe aus dem Körper heraus transportiert. In der Dunstwolke eines oder mehrerer Raucher ziehen diese Stoffe nicht ab und werden von jedem, der sich in der Nähe befindet, mit eingeatmet. Das beinhaltet auch alle Arten von Krankheitserregern, Viren und Bakterien.

Andere haben keine oder wenige dieser Symptome, sind aber auch meist nur in den eigen vier Wänden. Der Aufenthalt unter großen Ansammlungen von Rauchern kommt im besten Fall sporadisch vor.

Ich denke, da gibt es einen Zusammenhang!

Personen, die jemanden mutwillig mit einer Krankheit infizieren, werden wegen Körperverletzung strafrechtlich verfolgt.

Rauchen ist freiwillig, die Folgen sind bekannt. Meiner Meinung gehören alle Raucher vor Gericht wegen gefährlicher Körperverletzung und versuchte Körperverletzung in nicht definierbarer Menge an Fällen.

§223 Abs. 2 StGB [Versuchte Körperverletzung]
§224 Abs. 1 Satz 1 StGB [Gefährliche Körperverletzung durch Gift]

Die letzten 3 Kapitel zeigen, dass Raucher absolute Egoisten sind. Sie schädigen die Umwelt, schädigen und gefährden die Gesundheit derer Nahestehenden und selbst die eigenen Kinder sind ihnen egal.

Ob ein Raucher durch sein Rauchen impotent wird, ist nur ausgleichende Gerechtigkeit. Das Vorenthalten oder unappetitlich gestalten von körperlichen Freuden zeigt die mangelnde Fähigkeit einer glücklichen Partnerschaft. Ehen und Partnerschaften von Rauchern gehen 2x häufiger zu Bruch als die von Nichtrauchern. Die Gleichgültigkeit gegenüber ungeborenen Kindern lässt zumindest Zweifel an der Kompetenz der Elternschaft zu.

Ausreden eines Rauchers

Ich kann nicht aufhören, sonst nehme ich zu!
➔ Wenn man raucht, verdirbt es einen den Appetit. Deshalb isst man weniger als Raucher. Beim Aufhören geht auch das Geschmacksempfinden nach oben, sodass Raucher endlich mal wieder richtig schmecken können. Ein Schutzmechanismus des Körpers sorgt für den Ausgleich und anfänglich wird vermehrt hunger verspürt. Das legt sich mit der Zeit. Es ist keine Ausrede, nicht aufzuhören!

Wenn ich aufhöre zu rauchen vereinsame ich!
➔ Wie bereits erwähnt, liegt der Anteil an Rauchern bei 35% in Deutschland. Es gibt demnach genug neue soziale Kontakte. Besser wäre natürlich, hört mit all euren Freunden gleichzeitig auf zu rauchen. Dann behaltet ihr euren Bekannten- und Freundeskreis und alle leben gesünder!

Rauchen beruhigt mich!
➔ Die angebliche Beruhigung ist nur Ergebnis der Suchtbefriedigung. In Wahrheit wird der Körper nur mit jedem Zug weiter belastet. Trinkt einen beruhigenden Tee. Es ist gesünder und beruhigt tatsächlich, nicht nur scheinbar!

Wenn ich nicht mehr rauche, hab ich immer die Hände frei!
➔ Seid froh. Mit freien Händen kann man so viel mehr anfangen als mit vollen. Wenn ihr unbedingt etwas zum Spielen in den Händen braucht, gibt es Alternativen, die den Körper nicht schädigen.

Wenn ich aufhöre zu rauchen, dann hab ich gar nichts mehr!
- → Wenn man aufhört zu rauchen hat man weniger Krankheiten, jedenfalls keine vom Rauchen. Weniger Geldmangel. Weniger Arztbesuche. Keinen Gestank in den Wohnräumen. Weniger Renovierungskosten. Keine sozialen Kritiken wegen vergilbter Vorhänge an den Fenstern. Keine Suchterscheinungen. Keine Freunde, die deine Zigaretten mit aufbrauchen. Weniger Müll, der entsorgt werden muss!
- → Stattdessen hast Du ein gesundes Leben, mehr Geld, eine saubere Wohnung/Haus ohne Gestank, eine glücklichere Partnerschaft/Ehe, besseren Sex, hochwertigere soziale Kontakte, gesündere Freunde, mehr Erfolg im Berufsleben, schönere Urlaubsorte, gesunde Kinder, weniger Einschränkung, wohin du gehen kannst, attraktiveres Aussehen, besseres Geschmacksempfinden!
- → Und wir alle haben eine bessere Umwelt und weniger Dreck in der Nahrung!

Die Sachen, die Du nicht mehr hast, die willst Du wahrscheinlich auch gar nicht! Dafür hast Du viele gute Neue!!!

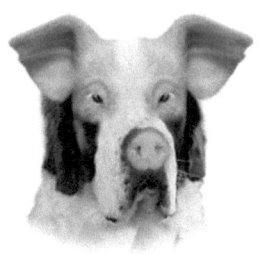

Der innere Schweinehund hat einen Namen. „Der Depp"!
Er findet ständig Ausreden, warum etwas nicht geht!

<u>**HÖRE AUF, AUF IHN HÖHREN**</u>
<u>**UND BRINGT IHN ZUM SCHWEIGEN!**</u>

Wege, das Rauchen aufzuhören

1 Entschließe Dich!
Als erstes musst Du es wirklich wollen. Nicht „Ich versuche es!" sondern „Ich will es schaffen, mit dem Rauchen aufzuhören!" Nur wenn Du es wirklich willst, hast Du eine Chance, die Droge loszuwerden!

2 Entsorge alles, was mit Rauchen zu tun hat!
Wie in dem Buch erwähnt, wird viel Geld für Rauchen und Rauchutensilien ausgegeben. So hart es ist. Werfe alles in den Müll, was mit Rauchen in Verbindung steht. Auch die restlichen Zigaretten, Aschenbecher, Stopfmaschinen ...
ALLES IN DEN MÜLL

3 Halte Dich von anderen Rauchern fern!
Freunde, die dein Vorhaben nicht unterstützen, sind keine Freunde. Halte Dich von allen Rauchern fern oder sorge dafür, dass in deiner Gegenwart nicht geraucht wird. Umgib dich schwerpunktmäßig mit Nichtrauchern. Wenn jemand nach Rauch riecht, lasse diese Person sich am besten umziehen.

4 Kaufe keine Tabakwaren
Natürlich nicht für dich, aber auch nicht für andere!

5 Ertrage den kalten Entzug – er geht vorbei!
Wie bei allen Drogen kann es vorkommen, dass du dich beim Entzug schlecht und schlapp fühlst, eventuell bist du übermäßig nervös. Greife nicht zur Zigarette und halte durch. Der Zustand ist nach einigen Tagen vorbei. Denk an das, was du erreichen willst.

6 Belohne dich jeden Tag

Magst Du gerne Schokoladenstückchen, dann solltest Du an jedem Tag, an dem du dein Vorhaben geschafft hast, auch eines essen. Das, womit Du Dich belohnst sollte etwas sein, was du gerne wirklich magst. Ein Gläschen Wein, Ein Stück Schokolade, ein Handkäse, ein Würstchen … egal was Du magst. Belohne dich fürs durchhalten! Du kannst dich natürlich auch belohnen lassen durch einen anderen. Wenn man es geschafft hat zum Beispiel eine Massage.

Auf keinen Fall zur Kippe greifen!!!

Keine Belohnung, wenn du an einem Tag schwach wurdest!!! Willst du es auf die Spitze treiben, bestraf dich fürs sündigen. Zwinge dich zum Beispiel etwas zu essen, was du **nicht** oder **nicht gerne** magst. (7 Tage lang nur Haferschleim…)

DIESE MASSNAHMEN FÜR UNGEFÄHR 6-8 MONATE

Es ist kein Patentrezept, aber es hat schon den Einen oder Anderen vom Stängel entwöhnt. Probiere es aus!

7 Das große Geschenk am Ende der Reise

Du weißt ja, wie viel du vorher für das Rauchen ausgegeben hast. Lege den Betrag zur Seite. Wenn Du es 6 – 8 Monate geschafft hast, gönne Dir etwas von diesem Geld. Etwas Außergewöhnliches. (eine kleine Reise, ein Theaterbesuch …) Schaffst du es nicht, spende alles was du zur Seite gelegt hast! Bedürftige gibt es genug! (Strafe muss sein!!!)

Vorzugsweise:

Wenn mehre im Haushalt gleichzeitig aufhören ist es einfacher. Mache daraus einen Wettstreit, wer länger durchhält. Geht auch als Wettstreit mit Freunden und Bekannten!

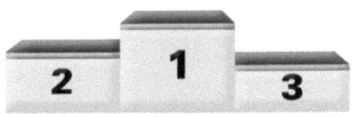

Jetzt kommt die Eigenwerbung der Autoren

Spielbuchreihe: Moxys Spiel Welt

Die Buchreihe „Moxys Spiel-Welt" zeigt eine Reihe von Spielmöglichkeiten. Die Spiele sind verständlich, und dennoch kurz und knapp beschrieben, damit direkt mit dem Spielen begonnen werden kann, ohne lange Regeln lernen zu müssen. Die Inhalte wurden aus zahlreichen nicht mehr in der Produktion befindlichen Büchern, von Spielanleitungen aus Spielsammlungen und aus im Internet befindlichen Regelsammlungen zusammen gesammelt. Wenn Urheber von beschriebenen Spielerfindungen bekannt waren, wurde mit diesen Rücksprache gehalten! Die Regeln wurden im Zuge einer Verkürzung überarbeitet. Benötigtes Spielmaterial und Spielhelfer (Spielbögen, Spielflächen und –bretter, Hilfsmaterial), sofern es ermöglicht werden konnte, wurden von den Autoren nachgestaltet und steht zum Download bereit. Alle in den Büchern abgedruckten Spiele wurden/werden vor der Veröffentlichung von den Autoren nach den Beschreibungen getestet. In den Büchern befinden sich auch eigene Spielentwicklungen/Erfindungen der Autoren. Die Bücher erscheinen alle, um sie preislich attraktiv zu halten, als Paperback. Auf E-Book wird vorerst verzichtet.

- In den Überarbeitungen der Bücher sind ab 2018, für alle abgedruckten Spiele, **QR-Codes** zu Videoanleitungen bei „YouTube" geplant! Zusätzlich zeitgleich zur Ergänzung älterer Ausgaben ein gesondertes QR-Register für alle Bände zusammen

- Format: DIN A5 (14,8 x 21 cm)

Band 1 bereits erschienen!

Band 1 – Würfelspiele

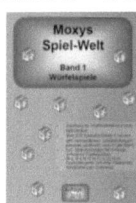

- Über 200 Würfelspielmöglichkeiten
- Spielbögen zum Download
- Spielvorschläge für alternative Würfelgrößen
- 104 Seiten (14,8x21 cm)
- ISBN: 978-3-7386-3776-2
- Ladenpreis: 6,99 €

Band 2 – Kartenspiele:

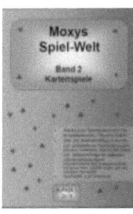

- Zahlreiche Kartenspielmöglichkeiten
- Spielhelfer zum Download
- Spielvorschläge für alternative Kartenspiele
- Format: DIN A5 (14,8 x 21 cm)
- ISBN: noch nicht bekannt
- Geplant im April 2016

Sonderband – Sinnestäuschungen
Nichts ist, wie es auf dem ersten Blick aussieht. Es erwartet einen neben mysteriösen Sinnesspielen auch Darstellungen von unmöglichen Bildern, Sehtests und doppeldeutender Bilder
➔ Geplant im April/Mai 2016

Band 3 – Party-, Brett und Gesellschaftsspiele:
- Format: DIN A5 (14,8 x 21 cm)
- VÖ: September 2016

Sonderband – Advent Advent
Ein Weihnachtskalender der etwas anderen Art. Jeden Tag was anderes. Backrezepte, Spiel- und Bastelvorschläge, Weihnachtsgeschichten und –gedichte, Weihnachtslieder… Alles was das Herz begehrt!
➔ Geplant im November 2016

Band 4 – Sportspiele, Gruppenspiele, Sing- und Tanzspiele
Band 5 – Denkspiele, Puzzles, Tangram

Kochbuchreihe: „Lecker!"

- Format: DIN A5 (14,8 x 21 cm)

Band 1 – Fingerfood / Fastfood:
  Geplant im April/Mai 2016

Band 2 – Pralinen und süße Köstlichkeiten/Desserts/Kuchen u. Gebäck
  Geplant im Herbst/Winter 2016

Band 3 – Alles aus der Pfanne / Alles aus dem Herd
Band 4 – Fleisch, Fisch und Geflügel
Band 5 – Gemüse und Salate
Band 6 – Beilagen, Saucen, Suppen und Eintöpfe
usw.

Sonstige Buchprojekte

Qualm in den Lungen – Warum man nicht rauchen sollte
(Dieses Buch)
- 12 x 19 cm
- 33 Seiten
- ISBN: 978-3-7392-3300-0
- Ladenpreis: 3,99 €

Feiertagskalender 2017
  Geplant im Oktober 2016

Kommunikation ist nicht nur reden
  Geplant im November 2016